Seniorenbeschäftigung Rätsel

Umschreibung Weihnachtszeit

Wie heißt das gesuchte Wort?

Casilda Berlin

Weitere Bücher für Senioren von Casilda Berlin:

Umschreibung Tiere – Wie heißt das gesuchte Tier? Band 1
Seniorenbeschäftigung Rätsel
ISBN-13: 978-1978395756

Umschreibung Gegenstände – Wie heißt der gesuchte Gegenstand?
Seniorenbeschäftigung Rätsel
ISBN-13: 978-1978430990

Umschreibung Blumen und Garten – Wie heißt die Blume oder der Gegenstand?
Seniorenbeschäftigung Rätsel
ISBN-13: 978-1977997524

Umschreibung Alte Schätzchen – Wie heißt das gesuchte Wort?
Seniorenbeschäftigung Rätsel
ISBN-13: 978-1979365628

Umschreibung Essen und Trinken – Wie heißt die Speise oder das Getränk?
Seniorenbeschäftigung Rätsel
ISBN-13: 978-1984179555

Umschreibung Haushalt – Wie heißt das gesuchte Wort?
Seniorenbeschäftigung Rätsel
ISBN-13: 978-1985219472

Umschreibung Kleidung – Wie heißt das gesuchte Wort?
ISBN-13: 978-1986117074

Besuchen Sie die Autorin Casilda Berlin, und holen Sie sich
1 kostenloses ebook zum Ausmalen:

www.casilda-berlin.de

Alle Rechte vorbehalten.
Kein Teil des Werkes darf ohne vorherige schriftliche Genehmigung des Verlages reproduziert oder elektronisch gespeichert werden.

ISBN: 978-1727825442

Wie heißt das gesuchte Wort?

Viele Senioren lösen gerne Rätsel, auch dann, wenn die grauen Zellen etwas nachgelassen haben. In der Seniorenbeschäftigung gehören Rätsel inzwischen zu den Klassikern.

Dieses Rätselbuch eignet sich für Einzel- und Gruppenmaßnahmen und wird mit einem Begleiter durchgeführt. So kann es auch für einen unterhaltsamen Nachmittag unter Freunden oder in der Familie, wo es um Seniorenbeschäftigung geht, zum Einsatz kommen.

Alle zu erratenden Begriffe zum Thema Weihnachtszeit sind Senioren bekannt wie zum Beispiel Adventskalender, Lebkuchen, Lametta, Bescherung, Stollen, Christmette oder Wunschzettel.
Teilnehmer, die den gesuchten Begriff erraten, erleben freudige Erfolgserlebnisse. Diese können verstärkt werden, indem für jede richtige Lösung eine Kleinigkeit wie z. B. ein Schokoriegel oder ein Bonbon überreicht wird.

Das Buch wurde im Praxisalltag in der Seniorenbetreuung entwickelt, um die geistigen Fähigkeiten und die Kommunikation anzuregen. Die grauen Zellen werden dadurch spielerisch trainiert und auf Vordermann gebracht.

Die Rätsel-Anforderungen passen für die Pflegegrade 1 bis 3, in Einzelfällen auch für Pflegegrad 4.

So gelingt die Rätselrunde:

Alle Teilnehmer beteiligen sich daran, herauszufinden, welcher Begriff zum Thema Weihnachtszeit gemeint ist.

Eine Person (z. B. Familienangehöriger, Partner, Gruppenleiter oder Begleiter) erklärt die Vorgehensweise:

Mehrere kurze Sätze geben Hinweise auf das gesuchte Wort.

Jeder Satz wird langsam und für alle Teilnehmer gut verständlich vorgelesen. Nach jedem Satz wird eine kleine Pause eingelegt und gefragt, ob es Vorschläge zu dem gesuchten Begriff gibt.

Der erste Satz wird dann wiederholt, anschließend der zweite ergänzt.

Dann werden beide Sätze wiederholt und der dritte Satz ergänzt. Der Begleiter fragt erneut nach Ideen.

Nach und nach wird Satz für Satz vorgelesen, bis der gesuchte Begriff gefunden ist.

Wenn die Teilnehmer keine Lösung finden, nennt der Begleiter am Ende die Lösung.

Wird das Wort vorzeitig erraten, werden die noch übrigen Sätze vorgelesen.

Anschließend geht es weiter mit der nächsten Seite.

1. Gesucht wird ein bestimmtes Kleidungsstück.
2. Wenn man es trägt, fällt man immer auf.
3. Außerhalb der Weihnachtszeit wird man schräg angeschaut.
4. Es zeigt deutlich, wer sich in Weihnachtsstimmung befindet.
5. Auf Weihnachtsfeiern und Weihnachtsmärkten ist es ein beliebter Begleiter.
6. Ursprünglich war dieses Kleidungsstück dem Nikolaus vorbehalten.
7. Typischerweise ist es knallrot und hat einen weißen Plüschrand.
8. Diese besondere Kopfbedeckung hält nicht warm.

Antwort: Nikolausmütze

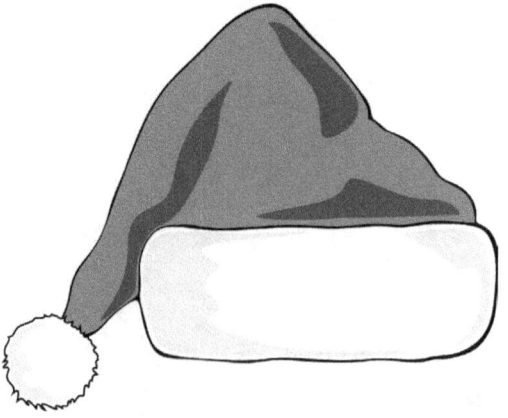

1. Man kann sie in der Vorweihnachtszeit in allen Supermärkten kaufen.
2. Sie ist eine runde Sache.
3. Aufgrund ihrer Größe kann man sie mit einem Biss in den Mund stecken.
4. Es handelt sich um verführerische Kalorienbomben.
5. Sie besteht aus gemahlenen Mandeln, Zucker, Zimt und Kakao.
6. Wenn man sie selbst zubereiten möchte, rollt man Marzipan zu einer dicken Wurst und schneidet diese in kleine Stücke.
7. Diese süße Kartoffelsorte findet man nicht in der Gemüseabteilung.

Antwort: Marzipankartoffeln

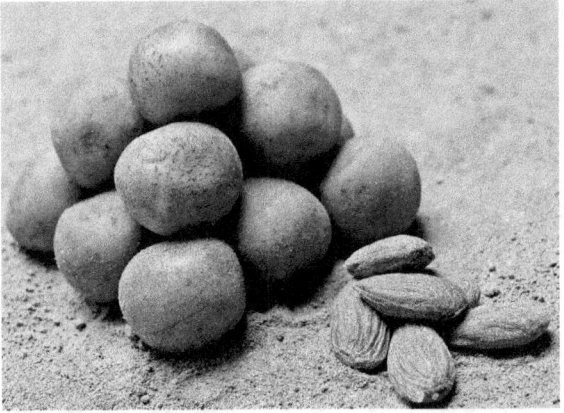

1. Diesen Gegenstand kann man fertig kaufen oder selbst herstellen.
2. Früher war er nur für Kinder gedacht, heute freuen sich auch Erwachsene darüber.
3. Seit dem 19. Jahrhundert ist er fester Bestandteil der Adventszeit und geht auf christliches Brauchtum zurück.
4. Insgesamt besteht er aus 24 Teilen.
5. Er zeigt die restlichen Tage bis Weihnachten an.
6. Hinter kleinen Türchen verbergen sich Süßigkeiten, Bilder oder andere nette Überraschungen.
7. Die größte Überraschung befindet sich immer hinter dem Türchen mit der Nummer 24.

Antwort: Adventskalender

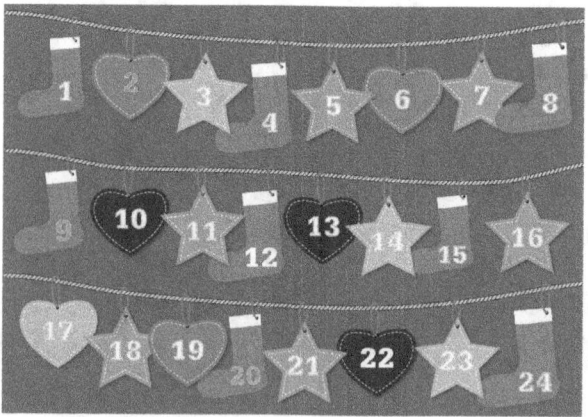

1. Gesucht wird eine beliebte Delikatesse.
2. Sie wird gerne als besonderes Festessen zubereitet.
3. Am liebsten wird sie braun und knusprig gebraten.
4. Je nach Geschmack wird sie mit Trockenpflaumen, Äpfeln oder Zwiebeln zubereitet.
5. Der Braten ist häufig so groß, dass er gestutzt werden muss, damit er in den Backofen passt.
6. Rotkohl und Klöße sind beliebte Beilagen.
7. Bei vielen Familien steht dieses Federvieh zu Weihnachten auf dem Tisch.

Antwort: Gänsebraten

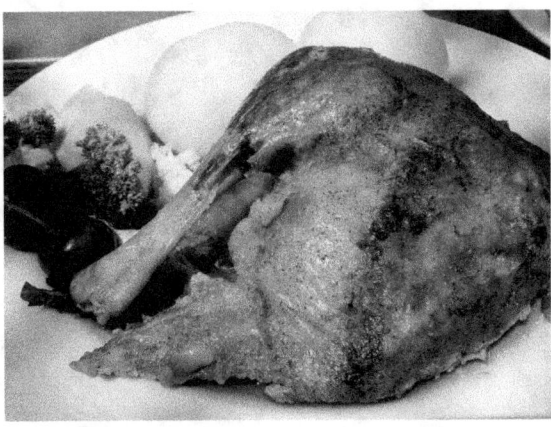

1. Dieser gesuchte Gegenstand hat sieben Löcher auf der Oberseite und eins auf der Unterseite.
2. Das untere Loch wird mit dem Daumen zugehalten.
3. Er besteht aus einem Kopfstück, Mittelstück und Fußstück.
4. Man benötigt beide Hände, um ihn bedienen zu können.
5. Je mehr Löcher abgedeckt werden, umso tiefer klingen die Töne.
6. Er ist eines der ältesten Musikinstrumente.
7. Aufgrund der besonderen Mundstückform gehört er zu den Schnabelflöten.

Antwort: Blockflöte

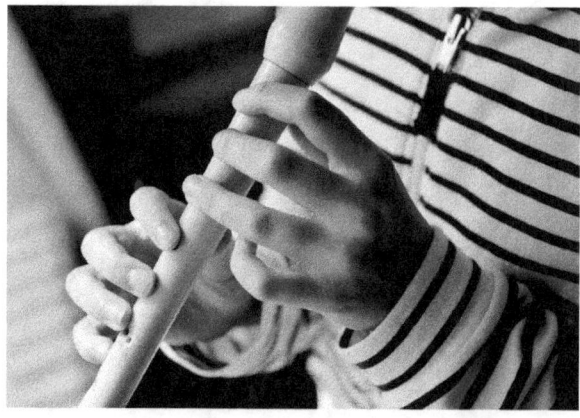

1. Gesucht wird ein bestimmtes Stück Papier.
2. Früher wurde es an Fensterscheiben geklebt.
3. Für Kinder ist es ein unverzichtbarer Bestandteil der Adventszeit.
4. Viele Kinder schicken es per Post nach Himmelspfort in Brandenburg.
5. Es hilft nur, wenn man an den Weihnachtsmann glaubt.
6. Eltern müssen oft erklären, dass nicht alles in Erfüllung gehen kann, was sich darauf befindet.
7. Man findet hier Wünsche wie Fahrrad, Spielzeugpferd, Kuscheltier oder Bilderbuch.

Antwort: Wunschzettel

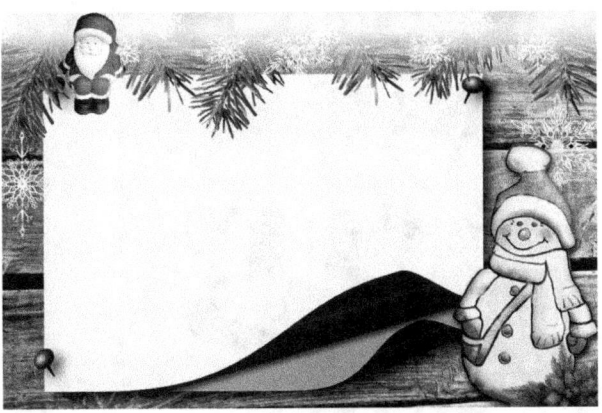

1. Je nachdem, in welchem Land man wohnt, wird dieser Tag sehr unterschiedlich gefeiert.
2. Er fällt jedes Jahr auf einen anderen Wochentag.
3. Diesen besonderen Tag verbringen die meisten Menschen mit ihren Familien.
4. Er findet immer am 25. des Monats statt.
5. Es handelt sich weltweit um einen gesetzlichen Feiertag.
6. In christlichen Familien wird er mit einem Kirchgang verbunden.
7. Er liegt zwischen Heiligabend und dem zweiten Weihnachtsfeiertag.

Antwort: Erster Weihnachtstag

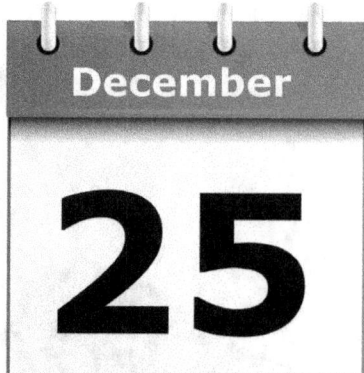

1. Gesucht wird der Name für eine besondere Behausung.
2. Sie ist so klein, dass niemand drin wohnen kann.
3. Sie wird hauptsächlich in der Weihnachtszeit gebaut.
4. Wenn sie nicht vorher verputzt wird, hält sie bis zu zwei Monate.
5. Die Konturen der Fenster und Türen werden mit Eischnee hergestellt.
6. Bekannt ist sie aus dem Märchen Hänsel und Gretel.
7. Mit einer Spritzglasur kann man Eiszapfen formen, die am Dach herunterhängen.
8. Die Dekoration besteht aus Zuckerguss, bunten Schokolinsen, Gummibärchen und vielen anderen Leckereien.

Antwort: Knusperhäuschen

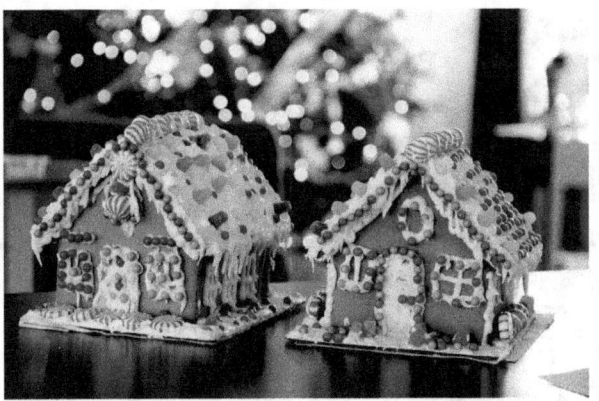

1. Gesucht wird eine Pflanze, die für alte Bräuche bekannt ist.
2. Früher sollte sie böse Geister und Hexen vertreiben und Unheil abwenden.
3. Da sie nicht über irdische Wurzeln verfügt, gilt sie seit jeher als mysteriös und heilig.
4. Sie lebt als Halbschmarotzer in Bäumen und bildet dort kugelförmige Nester.
5. Ein Kuss unter ihr soll Glück und ewige Liebe verheißen.
6. Es heißt, dass eine Frau, die nicht geküsst wird, währen sie darunter steht, auch im nächsten Jahr noch ledig bleibt.
7. Schon seit Jahrhunderten ist sie in der Weihnachtszeit an vielen Türen anzutreffen.

Antwort: Mistelzweig

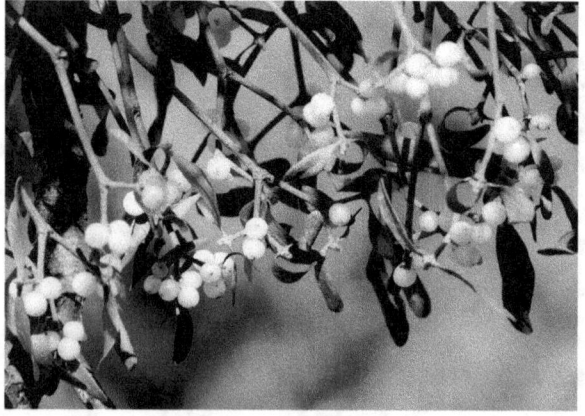

1. Gesucht wird eine beliebte Beschäftigung, die gerne in der Adventszeit ausgeübt wird.
2. Sie macht besonders kleinen Kindern großen Spaß.
3. Man kann sie zu Hause, im Kindergarten oder in der Schule ausüben.
4. Hier geht es um Lichterketten, Strohsterne, bunte Kugeln und andere Dekorationen.
5. Handwerkliches Geschick und Fantasie werden hierdurch angeregt.
6. Man kann hierbei schöne Weihnachtsgeschenke kreieren, über die sich besonders Oma und Opa freuen.
7. Viele Ergebnisse schmücken das Wohnzimmer und den Weihnachtsbaum.
8. Je nach Ideen braucht man eine Schere, Klebstoff, Pappe, Pinsel und einen Malkasten.

Antwort: Basteln

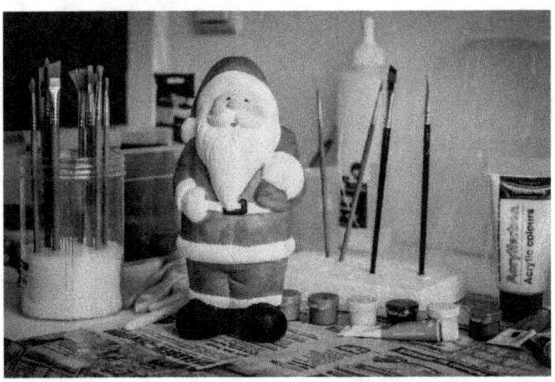

1. Gesucht wird eine beliebte Leckerei, die es ab September im Supermarkt zu kaufen gibt.
2. Diese typisch deutsche Süßigkeit gibt es schon seit über 80 Jahren.
3. Der größte deutsche Hersteller produziert jährlich über 600 Millionen Stück.
4. Ihre Geburtsstätte liegt in Dresden.
5. Sie wird auch als Schichtpraline oder Notpraline bezeichnet.
6. Obwohl man vom Namen her meinen könnte, sie wäre steinhart, so ist sie stattdessen butterweich.
7. Typischerweise besteht sie aus Lebkuchen, Marzipan und Fruchtgelee.
8. Ihre Erkennungszeichen sind drei Schichten und der glänzende Schokoladenüberzug.

Antwort: Dominosteine

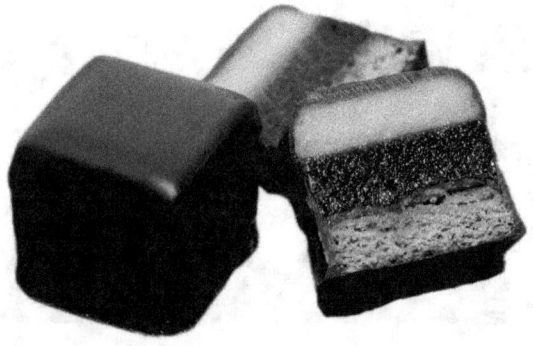

1. Dieser gesuchte Gegenstand hat im Winter Hochsaison.
2. Besonders in der Weihnachtszeit ist er ein wichtiger Begleiter.
3. Manche hölzernen Männer verfügen über eine bestimmte Mechanik im Mund.
4. Am bekanntesten ist ein Husar in leuchtend rotem Gewand, der ursprünglich aus dem Erzgebirge kommt.
5. Praktischer als die hölzernen Männer sind zangenförmige Varianten.
6. Bei der Anwendung sollte man darauf achten, dass die Schalenstücke nicht im ganzen Raum verteilt werden.
7. Wer Nüsse nicht bereits geschält kauft, braucht diesen Gegenstand.

Antwort: Nussknacker

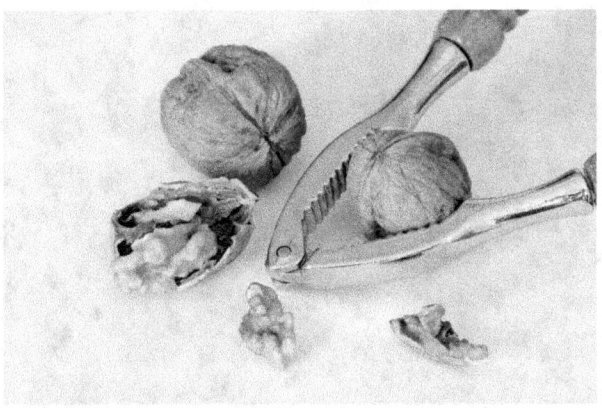

1. Gesucht wird eine typisch deutsche Tradition.
2. Sie lockt jedes Jahr Millionen Menschen aus dem In- und Ausland an.
3. Sie ist in jeder größeren Stadt anzutreffen.
4. Wenn jemand in weihnachtliche Stimmung kommen möchte, geht er hier hin.
5. Man hat hier eine große Auswahl an Kunsthandwerk, Weihnachtsdekorationen und vielen weihnachtlichen Leckereien.
6. Die bekannteste Veranstaltung findet seit jeher in Nürnberg statt.
7. Obwohl es sich hier um eine Art Markt handelt, sucht man Gemüse-, Blumen-, Fisch- und Käsestände vergeblich.

Antwort: Weihnachtsmarkt

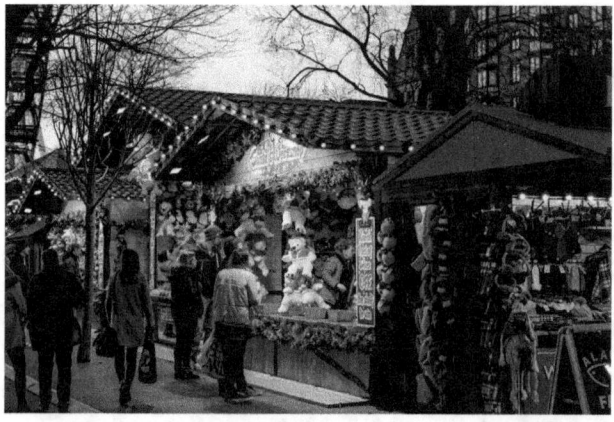

1. Gesucht wird eine beliebte Winterpflanze.
2. In einigen Regionen wächst sie wild in Laubwäldern und in Bergregionen.
3. Sie eignet sich auch als Beet- oder Terrassenpflanze.
4. Alle Bestandteile dieser Pflanze sind giftig, zu Vergiftungsfällen kommt es allerdings selten.
5. Auffallend sind ihre großen weißen Blüten.
6. Sie wird auch als Königin der Winterstauden bezeichnet.
7. Ihren Namen hat sie aufgrund der zeitlichen Nähe der Blütezeit zu Weihnachten erhalten.
8. Sie wird auch schwarzer Nieswurz oder Schneerose genannt.

Antwort: Christrose

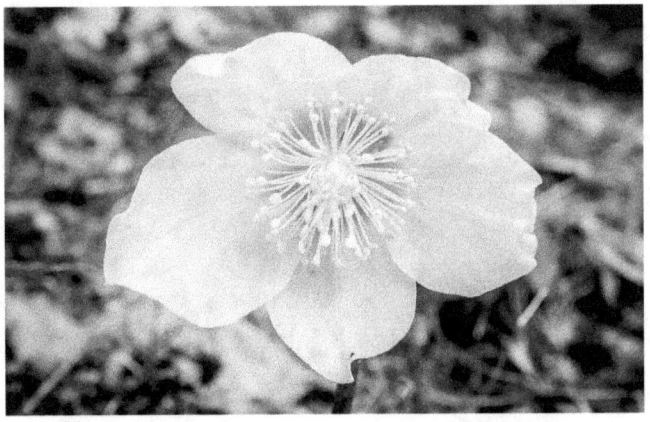

1. Je nach Größe kann sie so laut wie ein Düsenflugzeug werden.
2. Ursprünglich gab es sie nur in Klöstern, um die Gebetszeiten anzukündigen.
3. Sie kommt in einigen Weihnachtsliedern vor.
4. Typischerweise ist sie hohl und kelchförmig.
5. Der schwerste ihrer Art ist im Kölner Dom anzutreffen.
6. Ein altbekannter Spruch lautet: „Je höher sie hängt, umso schöner sie klingt".
7. An Weihnachten erklingt sie sogar in der Nacht, um die Geburt Christi zu verkünden.
8. Sie ist in jedem Kirchturm zu finden.

Antwort: Glocke

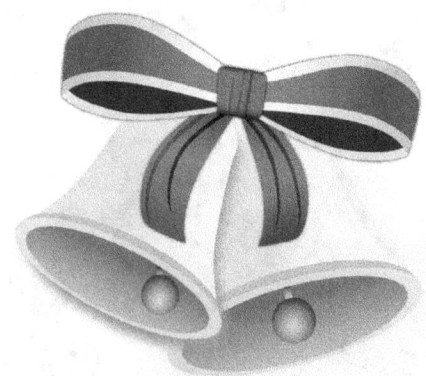

1. Gesucht wird ein vorweihnachtlicher Gegenstand.
2. Er ist in den meisten christlichen Wohnungen zu finden.
3. Erstmals hing er 1839 im Rauhen Haus in Hamburg.
4. Heute steht er meistens auf einem Tisch und hängt nur noch selten von der Decke.
5. Man sollte ihn nur verwenden, wenn man ihn beaufsichtigen kann.
6. Traditionell wird er aus Tannenzweigen geflochten.
7. Sein typisches Erkennungszeichen sind 4 Kerzen.
8. Er kommt ab dem 1. Advent zum Einsatz.

Antwort: Adventskranz

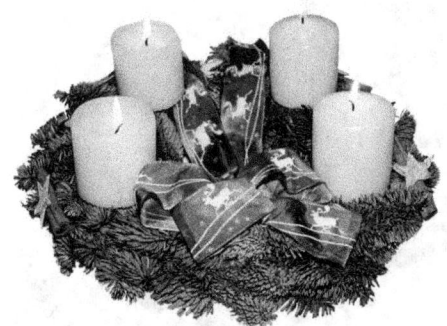

1. Gesucht wird ein beliebtes Lebensmittel, das auf jedem Weihnachtsmarkt zu finden ist.
2. Es enthält Orangen, Zimt, Sternanis, Nelken und Kardamom.
3. An seinem typischen Duft ist es leicht erkennbar.
4. Bei 5 Grad Außentemperatur oder kälter läuft dessen Verkauf am besten.
5. Es sorgt auch bei Weihnachtsmuffeln für gute Stimmung.
6. Wenn man hiervon zu viel verzehrt, bekommt man einen dicken Kopf.
7. Es wird auch als ein Heißgetränk mit Tücken bezeichnet.
8. Frisch zubereitet ist es glühend rot und macht damit seinem Namen alle Ehre.

Antwort: Glühwein

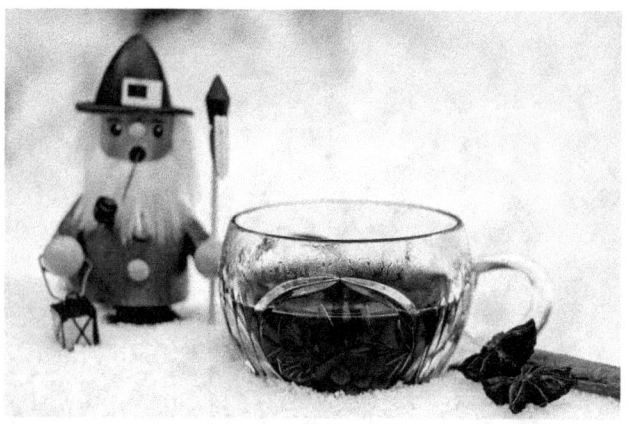

1. Gesucht wird ein typisches winterliches Schuhwerk.
2. Obwohl es vom Namen her eine Fußbekleidung ist, kann man diese nicht im Schuhgeschäft kaufen.
3. Es kommt nur einmal im Jahr zum Einsatz.
4. Ersatzweise kann auch ein Strumpf verwendet werden.
5. Es gehört zu einem der bekanntesten Bräuche in der Vorweihnachtszeit.
6. Gut gefüllt kommt dieses Schuhwerk am besten an.
7. Schokolade, Gebäck, Nüsse und kleine Geschenke sind besonders beliebt.

Antwort: Nikolausstiefel

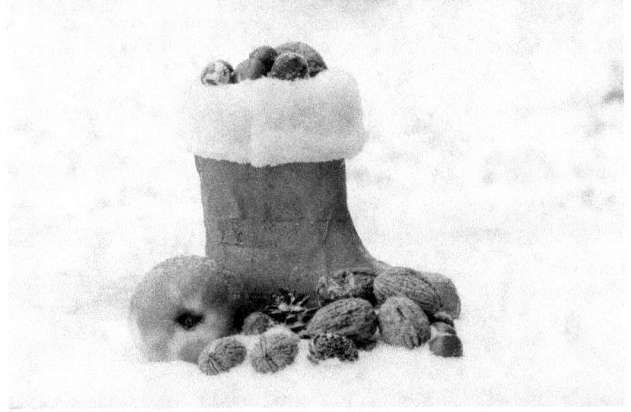

1. Gesucht wird eine beliebte Süßspeise.
2. Mit Zucker und Zimt wird sie bestreut.
3. Die leckere Füllung besteht aus Rosinen, Marzipan und Nüssen.
4. Gerne wird sie mit Vanillesoße angerichtet.
5. Sie kann einfach im Backofen zubereitet werden.
6. Bevor die Füllung hineingegeben wird, entfernt man das Kerngehäuse.
7. Traditionell wird sie aus säuerlichen Äpfeln wie zum Beispiel Boskoop zubereitet.

Antwort: Bratapfel

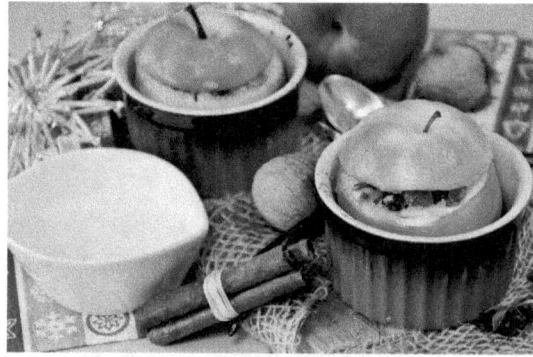

1. Gesucht wird eine Darstellung, mit deren Hilfe an den christlichen Ursprung von Weihnachten erinnert wird.
2. Der gesuchte Begriff beschreibt ursprünglich eine hölzerne Raufe für Nutzvieh im Stall.
3. Man findet sie in der Weihnachtszeit in den meisten katholischen Kirchen.
4. In Privathaushalten steht sie häufig unterm Weihnachtsbaum.
5. Hiermit wird das Weihnachtsgeschehen figürlich dargestellt.
6. Ochse und Esel sollten nicht fehlen.
7. Man trifft hier auf Maria, Josef und das Jesuskind.
8. Das gesuchte Wort wird fast so geschrieben wie eine häufige Erkrankung im Winter.

Antwort: Krippe

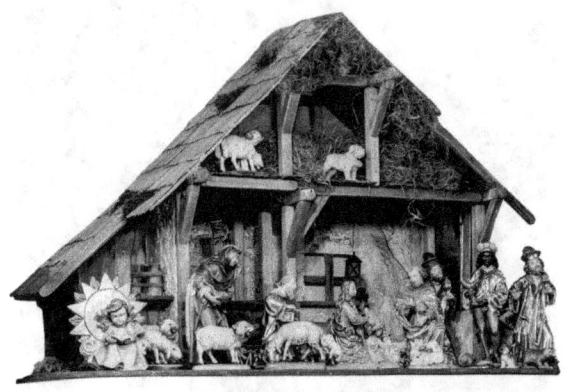

1. Das gesuchte Wort ist die Bezeichnung für eine bestimmte Nachtfeier.
2. Diese Feier findet zwischen Mitternacht und dem frühen Morgen statt.
3. Meistes ist sie so gut besucht, dass nicht alle Teilnehmer Sitzplätze bekommen.
4. Sie ist eher in katholischen Gegenden gebräuchlich.
5. Es ist eine Veranstaltung, die fest mit Weihnachten verankert ist.
6. Ursprünglich handelt es sich um ein Stundengebet, das in der Heiligen Nacht gesungen wurde.
7. Während dieser Veranstaltung steht, sitzt oder kniet man in einer bestimmten Reihenfolge.
8. Zu dieser Veranstaltung kommen so viele Menschen in die Kirche wie sonst nie im Jahr.

Antwort: Christmette

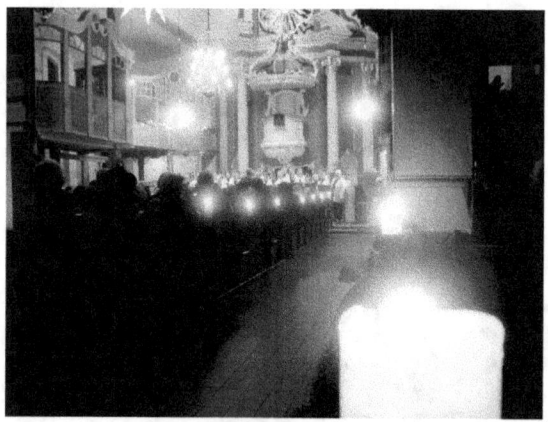

1. Anstelle dieses Wortes wurde früher die Bezeichnung „Julmond" verwendet.
2. In diesen Monat fällt der Tag der Sonnenwende.
3. Er beginnt immer mit dem gleichen Wochentag wie der September.
4. Die Zeit zwischen den Jahren findet in diesem Monat statt.
5. In diesem Monat ist der kürzeste Tag und die längste Nacht des Jahres.
6. Wer in dieser Zeit Geburtstag hat, ist Schütze oder Steinbock.
7. Gesucht wird der Begriff für den zwölften und letzten Monat des Jahres.

Antwort: Dezember

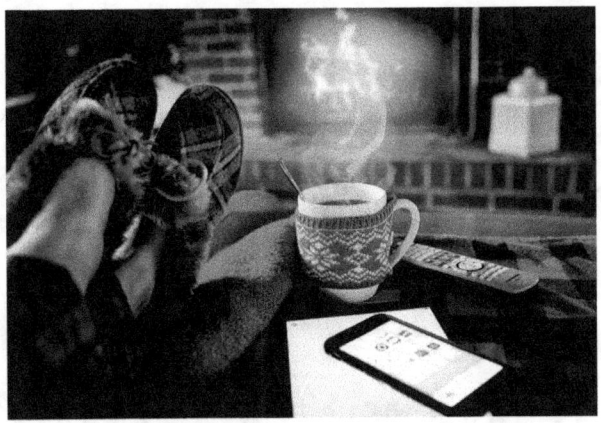

1. Gesucht wird ein brotähnlicher Kuchen.
2. Er besteht aus schwerem Hefeteig.
3. Bei richtiger Aufbewahrung ist er monatelang haltbar.
4. Ursprünglich bestand er nur aus Mehl, Wasser und Hefe und war ein Fastengebäck.
5. Überlieferungen gehen davon aus, dass er aufgrund seiner schneeweißen Optik ein Symbol für das in Windeln eingewickelte Christkind darstellt.
6. Beliebte Füllungen sind Rosinen, Zitronat und Marzipan.
7. Sein Erkennungsmerkmal ist die dicke Puderzuckerschicht, mit der er überzogen ist.

Antwort: Stollen

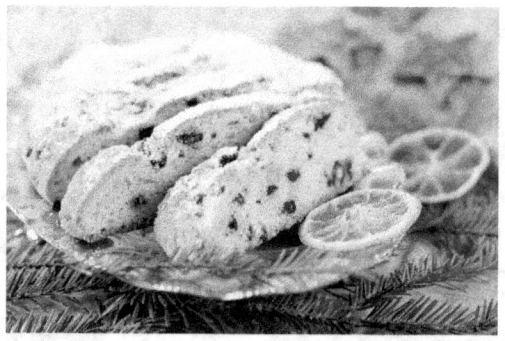

1. Der gesuchte Begriff ist die Bezeichnung für schmale dünne Metallstreifen.
2. Typische Farben sind Silber und Gold.
3. Sie sollen stellvertretend für herunterhängende Tannenzapfen stehen.
4. Heute sind sie weitgehend aus der Mode gekommen und nur noch selten in deutschen Wohnzimmern anzutreffen.
5. Schon Loriot beklagte sich darüber, dass es früher mehr davon gab.
6. Früher waren sie ein beliebter Weihnachtsschmuck.
7. Sie verfingen sich so stark in den Tannenzweigen, dass sie mitsamt Weihnachtsbaum im Sperrmüll landeten.

Antwort: Lametta

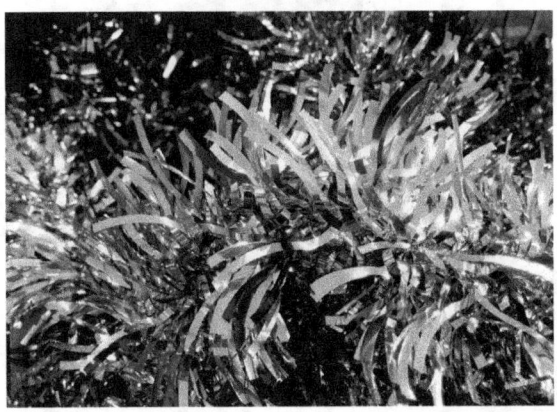

1. Gesucht wird ein Gegenstand, der von Spielzeugmachern aus dem Erzgebirge erfunden wurde.
2. Er ist ein Inbegriff von Gemütlichkeit.
3. So wie wir ihn heute kennen, entstand er schon vor fast 200 Jahren.
4. Wenn er zum Einsatz kommt, liegt Weihnachten förmlich in der Luft.
5. Ursprünglich diente er dem Abbrennen von Weihrauch.
6. Der Rauch gelangt durch den Mund nach außen.
7. Typischerweise besteht er aus einer zweigeteilten Holzfigur, die männlich ist.

Antwort: Räuchermännchen

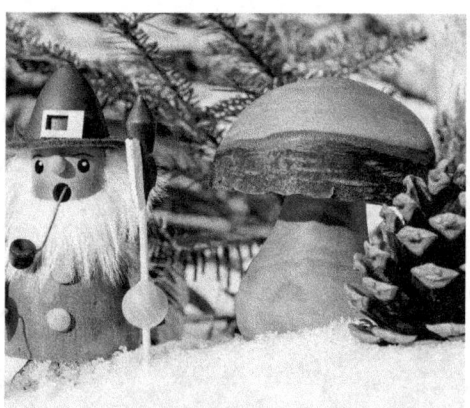

1. Gesucht wird ein beliebtes Weihnachtsgebäck, das aus Schwaben stammt.
2. Ein Weihnachtsteller ohne dieses Gebäck ist für die meisten Menschen nicht vorstellbar.
3. Es besteht aus vielen gemahlenen Mandeln, Nüssen, Eiern, Zucker und Zimt.
4. Man kann es im Supermarkt kaufen oder selbst herstellen.
5. Nach dem Abtrocknen des Teiges wird eine weißglänzende Zuckerhaube aufgetragen.
6. Mit Förmchen werden die Plätzchen ausgestochen.
7. Sein Erkennungsmerkmal ist die sternartige Form.

Antwort: Zimtsterne

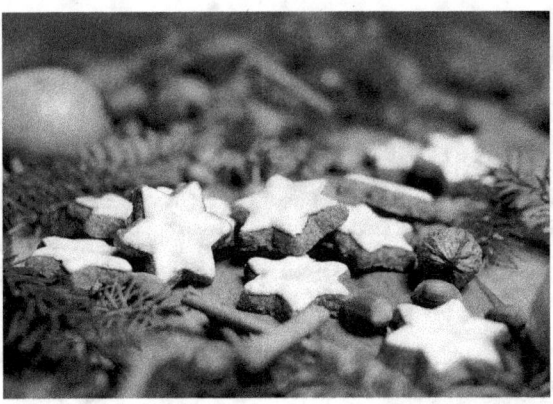

1. Bei diesem Gegenstand spielen weihnachtliche Motive eine wichtige Rolle.
2. Auch verschneite Landschaften können ein Thema sein.
3. Der erste seiner Art wurde 1843 in London gedruckt.
4. Es werden weiter entfernte Verwandte und Freunde damit bedacht.
5. In der Geschäftswelt ist dieser Gegenstand oft ein Dankeschön für die gute Zusammenarbeit.
6. Der Empfänger fühlt sich hiermit wertgeschätzt.
7. Man kann ihn selbst verschicken oder zugeschickt bekommen.
8. Er enthält eine persönliche Botschaft und gute Wünsche für die Weihnachtsfeiertage.

Antwort: Weihnachtskarte

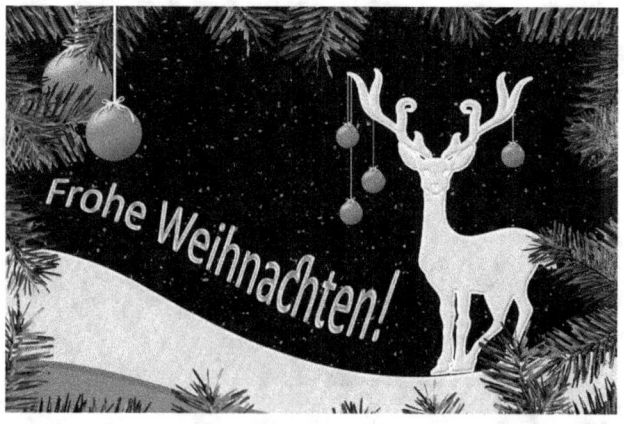

1. Je frischer es ist, umso länger ist es haltbar.
2. Auch wenn es regelmäßig gewässert wird, trocknet es mit der Zeit aus.
3. In trockenem Zustand kann es schnell zur Brandfalle werden.
4. Es ist nur in der Weihnachtszeit im Wohnbereich anzutreffen.
5. Man kann es in einer Gärtnerei kaufen oder im Wald besorgen.
6. Es wird für Gestecke und zum Kränzen verwendet.
7. Je trockener es wird, umso mehr Nadeln verliert es.

Antwort: Tannengrün

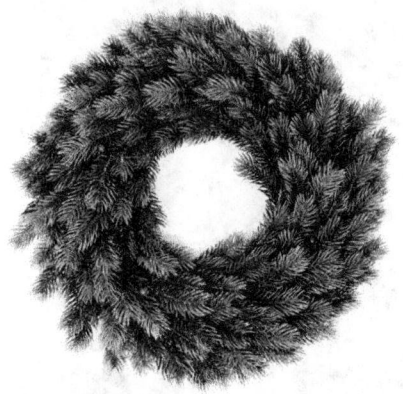

1. Gesucht wird ein Gegenstand, der bei besonderen Anlässen zum Einsatz kommt.
2. Um ihn benutzen zu können, benötigt man Streichhölzer oder ein Feuerzeug.
3. Er ist mit einem Gemisch aus leicht brennbaren Substanzen überzogen.
4. Man kann mit ihm den Weihnachtsbaum oder Torten dekorieren.
5. Obwohl es sich um einen Feuerwerkskörper handelt, kann dieser in der Hand gehalten werden.
6. Hier geht`s um schön anzuschauende Funken.
7. Andere Bezeichnungen sind Sternspucker und Sternchenfeuer.
8. Diese besondere Kerze hat keinen Docht.

Antwort: Wunderkerze

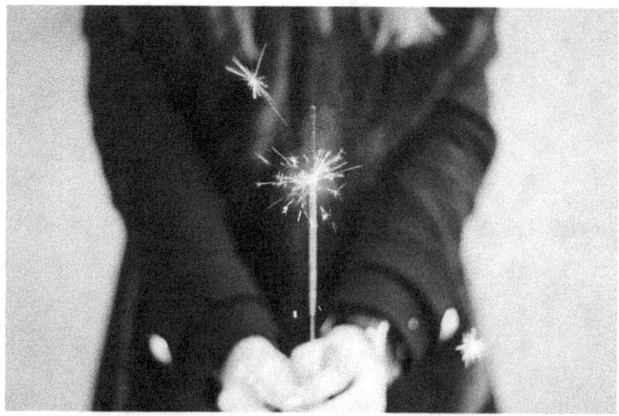

1. Gesucht wird ein beliebtes Gebäck aus Mürbeteig.
2. Ab September kann man es in jedem Supermarkt kaufen.
3. Ursprünglich kommt es aus Belgien und den Niederlanden, wo es ganzjährig erhältlich ist.
4. Aufgrund der vielen enthaltenen Gewürze, die früher sehr teuer waren, galt es lange als ein Gebäck der Reichen.
5. Mithilfe spezieller Holzformen bekommt es verschiedene Motive.
6. Je flacher es ist, umso hochwertiger und teurer ist die Herstellung.
7. Die Form dieser beliebten Weihnachtsplätzchen ist meistens hauchdünn und rechteckig.

Antwort: Spekulatius

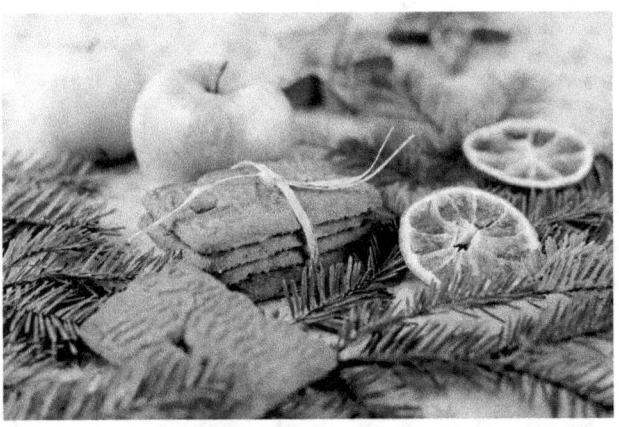

1. Gesucht wird ein beliebtes Bastelobjekt.
2. Familien setzen sich dafür gerne in gemütlicher Runde zusammen.
3. Es hat eine lange Tradition, denn das wichtigste Material war früher jedermann zugänglich.
4. Früher galt es als die Weihnachtsdekoration des armen Mannes.
5. Die beliebteste Bastelzeit ist die Vorweihnachtszeit.
6. Je nach Modell und Größe hat es drei oder mehr Zacken.
7. Mit einem Bügeleisen werden die Halme glatt gebügelt.
8. Es wird immer aus Stroh gefertigt.

Antwort: Strohstern

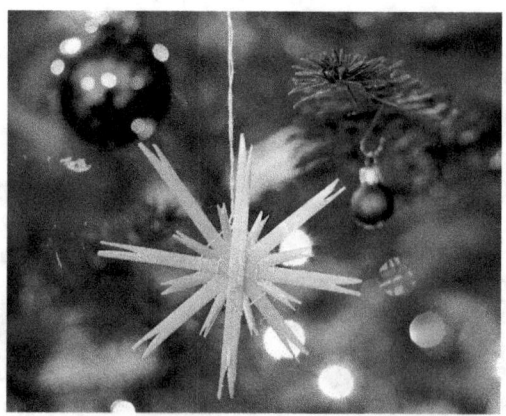

1. Gesucht wird etwas, auf das man Zuhause, in Kaufhäusern, auf Weihnachtsmärkten und in Kirchen trifft.
2. In Kirchen ist es schon seit dem Mittelalter üblich.
3. Latein war früher häufig die verwendete Sprache.
4. Die bekannteste Variante ist sogar ein UNESCO-Kulturerbe.
5. Besonders gerne wird es im Kreise der Familie oder mit guten Freunden vorgetragen.
6. Die Texte beziehen sich auf Advent und Weihnachten.
7. Weltweit am bekanntesten ist „Stille Nacht, heilige Nacht".

Antwort: Weihnachtslieder

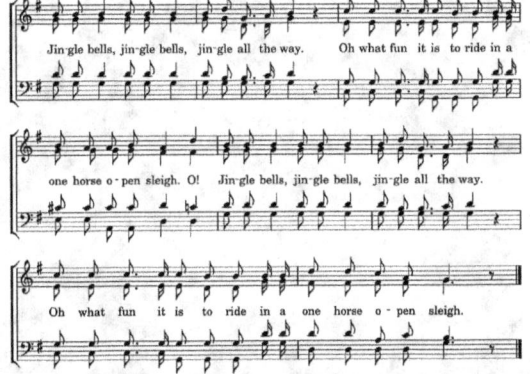

1. Gesucht wird etwas, das man selbst herstellen oder kaufen kann.
2. Es ist ein lang überliefertes Weihnachtsritual.
3. In der Regel werden Menschen bedacht, die einem wichtig sind.
4. Kurzentschlossene eilen am 24. Dezember in Hektik in Geschäfte.
5. Etwas Passendes zu finden für jemanden, der schon alles hat, ist besonders schwierig.
6. Wenn es nicht gefällt, wird es nach den Weihnachtstagen umgetauscht.
7. Die Verpackung sorgt für Vorfreude und Spannung beim Gegenüber.

Antwort: Weihnachtsgeschenk

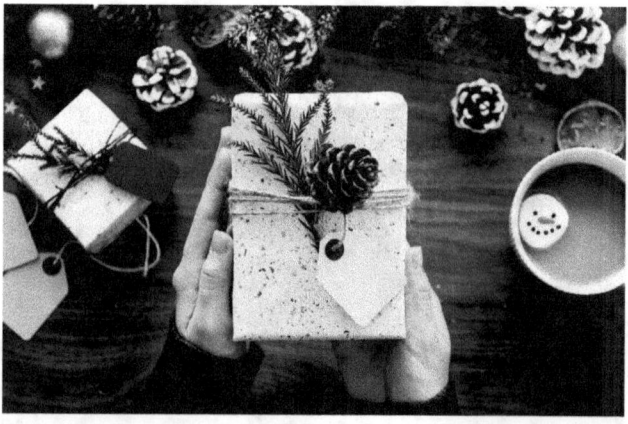

1. Gesucht wird etwas, das immer ein Kind zu bleiben scheint.
2. Sein Einsatz beschränkt sich auf das Weihnachtsfest.
3. Es handelt heimlich und unsichtbar.
4. Es erhält Briefe aus aller Welt, die nach Engelskirchen oder Himmelpforten geschickt werden.
5. Man stellt es sich als engelartiges Wesen mit langen blonden Locken und weißem Gewand vor.
6. Kinder können meistens gar nicht abwarten, bis es endlich kommt.
7. Der Überlieferung nach kommt es, um die Geschenke zu bringen.

Antwort: Christkind

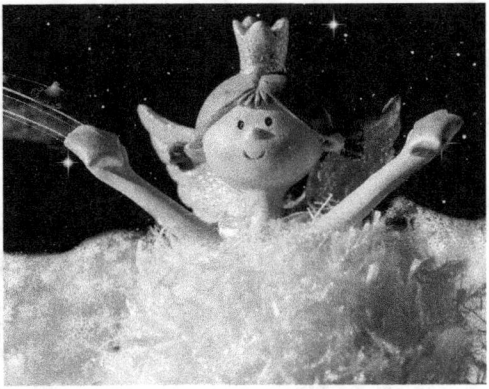

1. Im Dezember zieht sie in fast alle Wohnungen, Geschäfte und Kirchen ein.
2. Was zum Einsatz kommt, hängt vom persönlichen Geschmack ab.
3. Es wirkt komisch, wenn man sie außerhalb der Weihnachtszeit antrifft.
4. Die Farben Grün, Rot und Weiß sind fast überall zu finden.
5. Wer es luxuriös und pompös mag, wählt viel Gold und Glitzer.
6. Es dient der Weihnachtsstimmung und ist hauptsächlich etwas für`s Auge und Wohlbefinden.
7. Im Januar wird alles wieder abgebaut.
8. Typischerweise gehören Kerzen, Engel, Lametta und Tannenzweige dazu.

Antwort: Weihnachtsdekoration

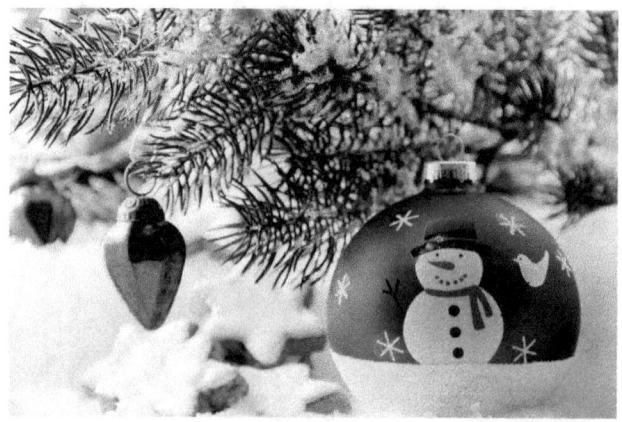

1. Hiermit liegt Weihnachten förmlich in der Luft.
2. Früher war es teurer als Gold, sodass es sich nur besonders reiche Bürger und Adlige leisten konnten.
3. Obwohl man seinen Duft mit Weihnachten in Verbindung bringt, kommt es auch das ganze Jahr über zum Einsatz.
4. Es wird aus getrockneten Rinden bestimmter Bäume hergestellt.
5. Sein einzigartiges Aroma ist würzig herb und etwas süßlich.
6. Das gesuchte Wort ist die Bezeichnung für ein beliebtes Gewürz.
7. In Form von staubartigem braunem Puder wird es für Apfelkuchen, Milchreis, Glühwein und Lebkuchen verwendet.

Antwort: Zimt

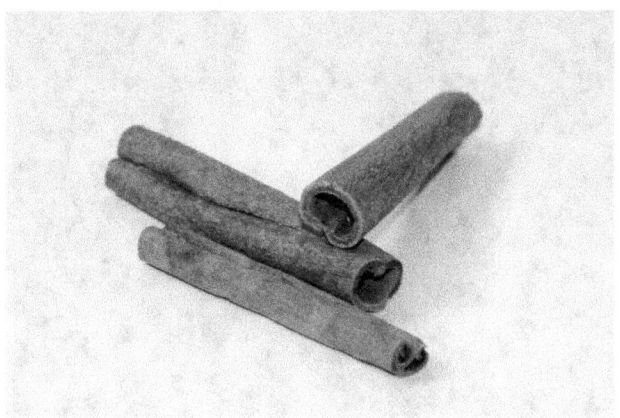

1. Gesucht wird ein bestimmter Tag.
2. Er ist der Beginn des neuen Kirchenjahres in den katholischen und evangelischen Kirchen.
3. Manchmal findet er im November, manchmal im Dezember statt.
4. Es ist immer ein Sonntag, der zwischen den 27. November und den 3. Dezember fällt.
5. Ab diesem Tag beginnen die Vorbereitungen für Weihnachten.
6. Traditionell wird an diesem Tag eine Kerze angezündet.
7. Es ist immer der Sonntag vor dem zweiten Advent.

Antwort: Erster Advent

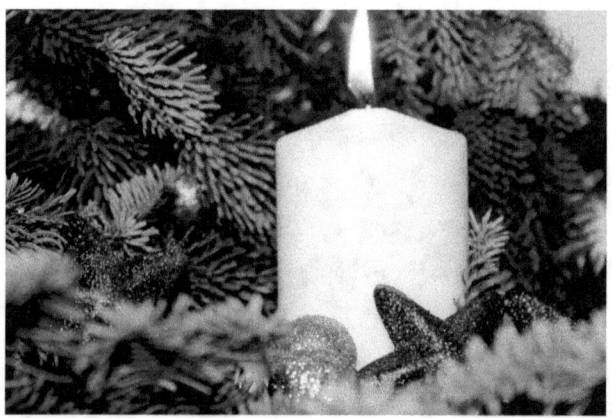

1. Gesucht wird eine Pflanze aus der Familie der Wolfsmilchgewächse.
2. Für Hunde, Katzen, Hamster und Kinder kann der enthaltene Milchsaft giftig sein.
3. Sie ist in Südamerika beheimatet, wo sie in der Natur als große Sträucher und Hecken wächst.
4. In der Weihnachtszeit gehört sie zu den beliebtesten Zimmerpflanzen.
5. Ihr Erkennungsmerkmal sind rote Hochblätter, die oft fälschlicherweise für Blüten gehalten werden.
6. Nach dem Abwurf der roten Blätter wird sie nach der Weihnachtszeit meistens entsorgt.
7. Sie wird auch als Poinsettie, Adventsstern oder Christstern bezeichnet.

Antwort: Weihnachtsstern

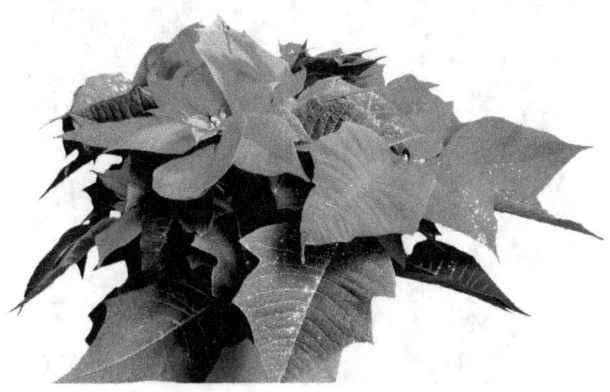

1. Gesucht wird eine bekannte Persönlichkeit.
2. Zu viel Wärme und Sonne kann sie nicht gut ertragen.
3. Besonders häufig läuft man ihr im Dezember über den Weg.
4. Sie ist filigran und leicht zerbrechlich.
5. Ab September bevölkert sie viele Supermärkte.
6. In Deutschland gibt es sie jedes Jahr mehr als 140 Millionen mal.
7. Meistens trägt sie rote Kleidung aus Cellophan.
8. Am beliebtesten ist sie aus edler Vollmilchschokolade.

Antwort: Schokoladen-Weihnachtsmann

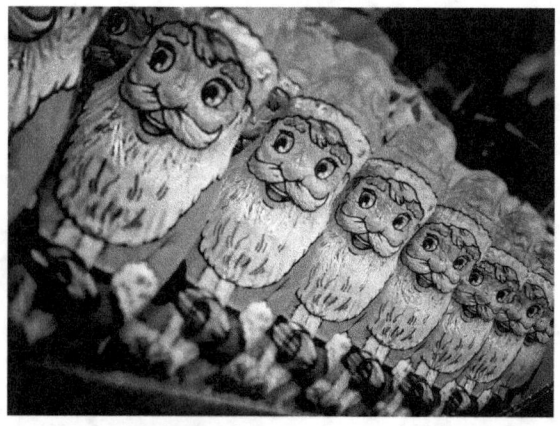

1. Dieser Gegenstand wird das ganze Jahr über verwendet.
2. In der Weihnachtszeit hat er Hochkonjunktur.
3. Man sollte ihn vor Zugluft schützen und nicht unbeaufsichtigt lassen.
4. Er sorgt für Gemütlichkeit und eine heimelige Stimmung.
5. Durch den Verbrennungsprozess wird dem Raum Sauerstoff entzogen.
6. Er spendet nicht nur Licht und Schatten, sondern auch Wärme.
7. Einen Adventskranz ohne diesen Gegenstand kann man sich nicht vorstellen.
8. Zum Löschen sollte man den Docht kurz in das flüssige Wachs eintauchen.

Antwort: Kerze

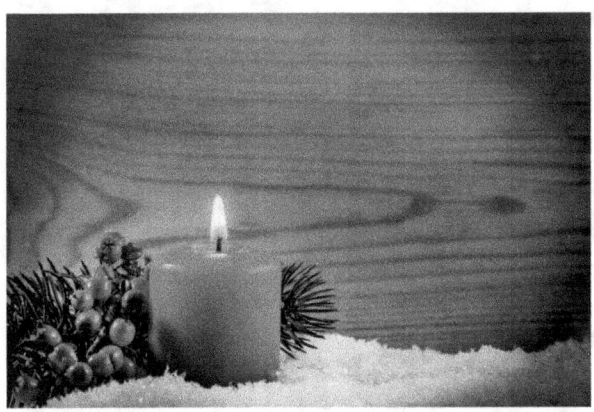

1. Gesucht wird der Begriff für einen symbolischen Mittelpunkt des Weihnachtsfestes.
2. Der Ursprung geht auf einen heidnischen Brauch zurück.
3. Damit er möglichst lange hält, wird er gewässert.
4. Bunt und glitzern, kitschig und kunstvoll sieht er aus, wenn er fertig ist.
5. Er wird geschmückt als gäbe es kein Morgen mehr.
6. Zur Weihnachtszeit findet man ihn in vielen Gebäuden und im öffentlichen Straßenraum.
7. Kerzen, Glaskugeln, Engelsfiguren und Lichterketten mag er besonders gern.
8. Ein bekanntes Weihnachtslied lautet: „Oh … wie schön sind deine Blätter".

Antwort: Tannenbaum

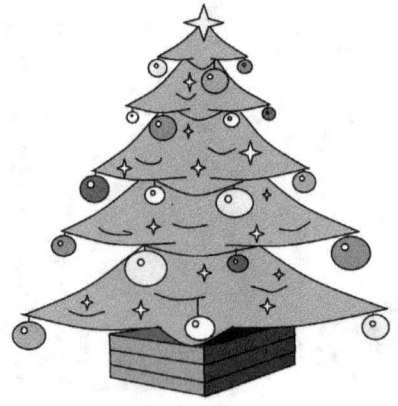

1. Gesucht wird eine beliebte Gebäcksorte, die in der Weihnachtszeit Hochsaison hat.

2. Sie ist länger als viele andere Gebäcksorten haltbar.

3. Wichtige Zutaten sind Mandeln und Honig.

4. Zu den Gewürzen gehören Koriander, Nelken, Muskat, Anis und Kardamom.

5. Durch ihren kräftigen würzigen Duft kommt Weihnachtsstimmung auf.

6. Pulsnitz, Aachen und Nürnberg sind seit Jahrhunderten Hochburgen für die Produktion dieser beliebten Leckerei.

7. Die speziellen Bäcker wurden früher Lebzelter oder Lebküchner genannt.

Antwort: Lebkuchen

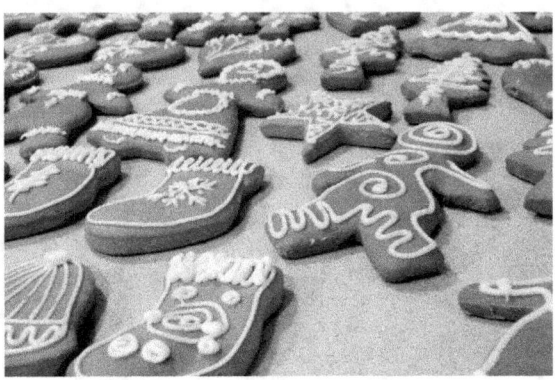

1. Manche Menschen verlassen sich blind auf sie.
2. Obwohl sie keine Tiere sind, können sie fliegen.
3. Besonders im Dezember trifft man sie an jeder Ecke.
4. In der Weihnachtszeit landen sie häufig in den Tannenzweigen.
5. Ihr wichtigstes Erkennungsmerkmal sind ihre Flügel.
6. Man sagt, dass jeder Mensch einen besitzt, der ihn beschützt.
7. Es handelt sich um himmlische Wesen, die für uns unsichtbar sind.
8. Ihre Aufgabe ist es, als Bote zwischen Gott und den Menschen zu wirken.

Antwort: Engel

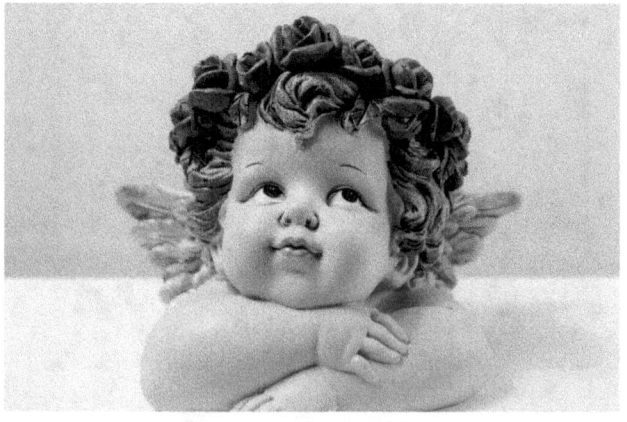

1. Gesucht wird ein wichtiges Ereignis, das fast überall in der Welt stattfindet.
2. Seit jeher findet es immer im Dezember statt.
3. Es handelt sich um einen christlichen weihnachtlichen Brauch.
4. Je nach Land ist es fest mit Heiligabend oder dem ersten Weihnachtstag verbunden.
5. Für Kinder ist es das Ereignis des Jahres, auf das sie wochenlang hinfiebern.
6. Das gesuchte Wort beschreibt die Übergabe von Weihnachtsgeschenken.
7. Wenn ein Missgeschick passiert, sagt man auch: „Da haben wir die B....".

Antwort: Bescherung

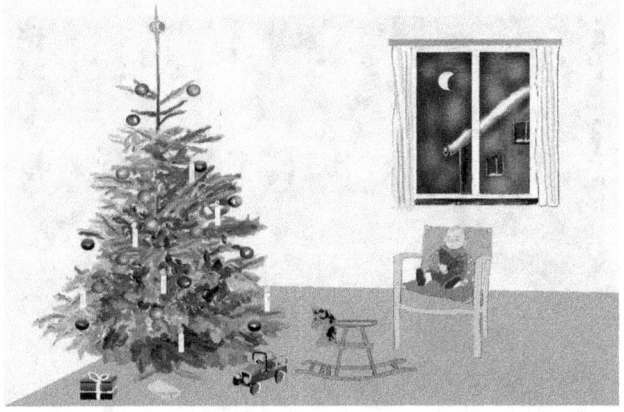

1. Es ist ein traditionelles Weihnachtsgebäck aus Mürbeteig.
2. Zutaten sind Mehl, Puderzucker, Butter, geriebene Mandeln und Vanille.
3. Sein Name geht auf ein Dialektwort zurück, das in Bayern und Österreich geläufig ist.
4. Die Konsistenz ist leicht und zart, sodass es auf der Zunge zergeht.
5. Bei der Zubereitung ist darauf zu achten, dass es nicht zu trocken oder unaromatisch wird.
6. Damit sich das Vanillearoma optimal entfalten kann, lässt man das Gebäck eine Woche lang ziehen.
7. Typisches Erkennungsmerkmal ist die Sichelform, die auch als Kipferl bezeichnet wird.

Antwort: Vanillekipferl

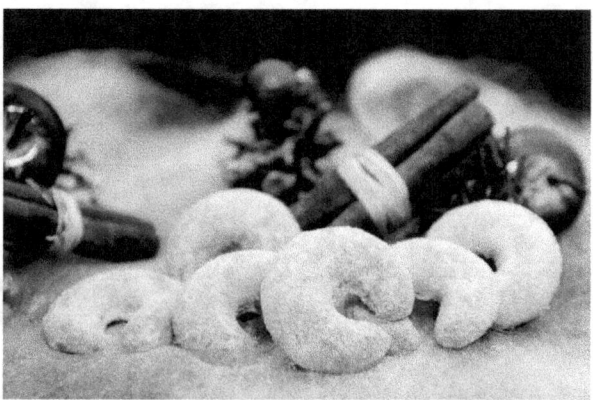

1. Gesucht wird eine vorweihnachtliche Tätigkeit.
2. Sie betrifft jeden, der Weihnachten feiert.
3. Besonders stressig wird es für die Frauen des Hauses.
4. Männer schieben diese Tätigkeit gerne bis kurz vor Schluss vor sich her.
5. Man sollte sich vorher genau überlegen, was man erledigen möchte.
6. Um sie ausüben zu können, muss man in die Stadt oder ein Einkaufszentrum fahren.
7. Typisch sind drängende Menschenmassen und genervte Verkäuferinnen.
8. Bei dieser gesuchten Tätigkeit geht es hauptsächlich um die Besorgung von Geschenken.

Antwort: Weihnachtseinkauf

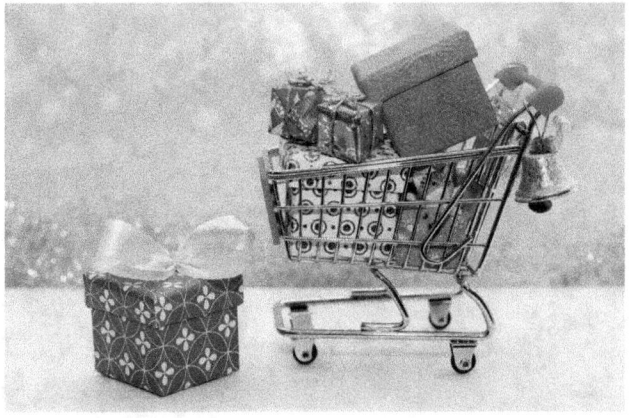

1. Das gesuchte Wort beschreibt einen Schmuck, den man weder am Hals, noch an den Fingern oder Armgelenken trägt.
2. Es gibt jedes Jahr neue Trends, aber erlaubt ist immer das, was einem selbst gefällt.
3. Beliebt sind Varianten Ton in Ton, kombiniert mit selbst gebastelten Schmuckstücken.
4. Früher bestand er aus vergoldeten Nüssen und glänzenden Früchten.
5. Dieser Schmuck wird nur in einer bestimmten Jahreszeit getragen.
6. Meistens wird er in Kisten auf dem Dachboden oder im Keller verstaut.
7. Kurz vor den Weihnachtstagen wird er ausgepackt, entstaubt und an den Baum gehängt.

Antwort: Tannenbaumschmuck

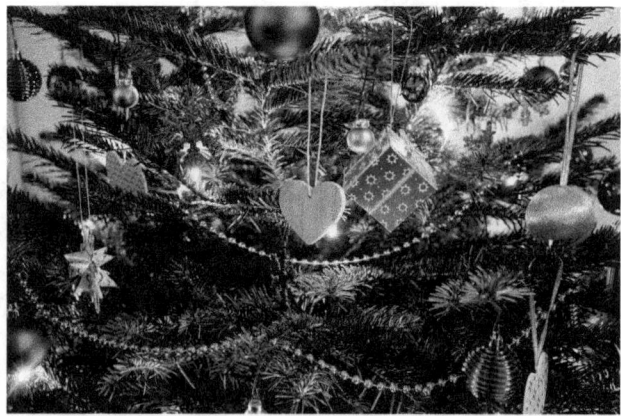

1. Gesucht wird eine Gebäcksorte, die aus festem Mürbeteig zubereitet wird.
2. Der Teig wird klumpenartig in ein trichterförmiges Gerät gefüllt.
3. Mit speziellen Tüllenaufsätzen lassen sich weihnachtliche Formen kreieren.
4. Durch die Betätigung einer Kurbel entstehen kleine Teigwürste.
5. Um das benötigte Gerät verwenden zu können, wird es am Tisch befestigt.
6. Alternativ zu dem Gerät kann ein Spritzbeutel zum Einsatz kommen.
7. Man erkennt diese Gebäcksorte an ihrer gespritzten Form.

Antwort: Spritzgebäck

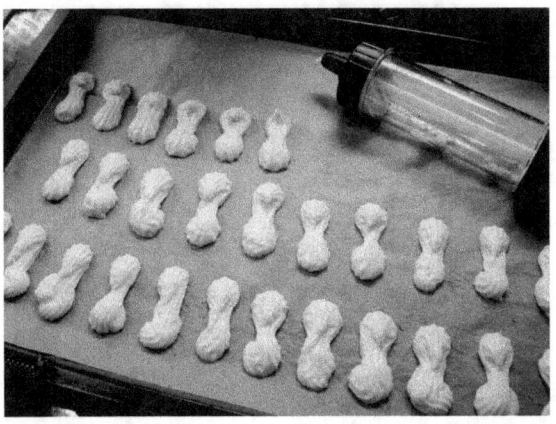

1. Gesucht wird ein Tag, an dem gefeiert wird, obwohl er kein gesetzlicher Feiertag ist.
2. Nachmittags sind alle Geschäfte geschlossen.
3. Seit Einführung des katholischen Kirchenjahres endet mit diesem Tag das einstige Fastengebot.
4. Vielerorts wird an diesem Tag ein wichtiger Baum aufgestellt, falls es nicht schon längst geschehen ist.
5. Der Tag findet seit jeher immer im Dezember statt.
6. Genau eine Woche später ist Silvester.
7. Für viele Familien ist er der Höhepunkt der Weihnachtszeit.
8. Er fällt immer auf den 24. Dezember.

Antwort: Heiligabend

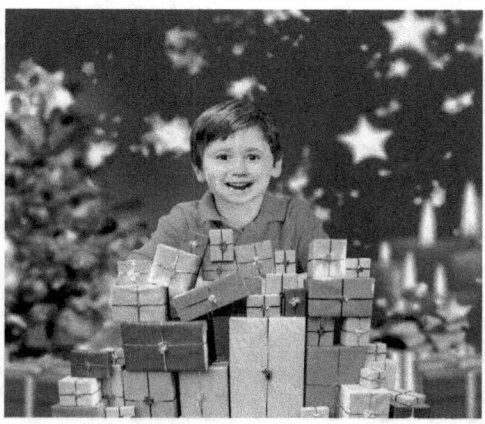

1. Das ganze Jahr über ist sie erhältlich, aber sie kommt in der Weihnachtszeit erst groß raus.
2. Sie wird gerne für weihnachtliche Zwecke verwendet.
3. Ihr Äußeres ist zweigeteilt.
4. Sie wächst an einem Baum, der einen Kronendurchmesser von bis zu 12 Metern erreichen kann.
5. Aufgrund des hohen Fettgehaltes ist sie eine gefürchtete Kalorienbombe.
6. Die vielen tiefen Furchen erinnern an die Form des Gehirns.
7. Um sie essen zu können, braucht man einen Nussknacker.

Antwort: Walnuss

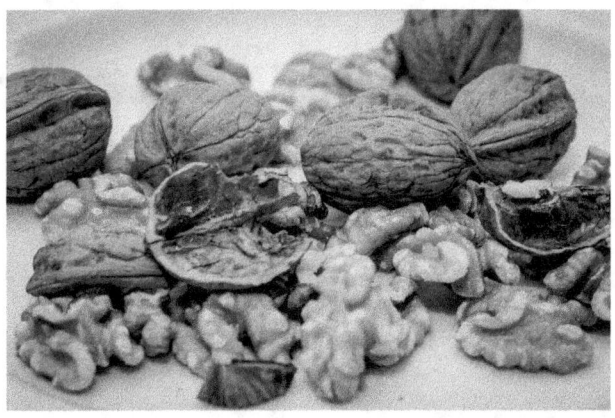

Wichtige Hinweise

Alle Angaben in diesem Buch wurden sorgfältig und nach bestem Wissen erstellt und erfolgen ohne Verpflichtung oder Garantie der Autorin und des Verlages. Sie übernehmen keine Verantwortung und Haftung für das Gelingen, sowie für Personen-, Sach- und Vermögensschäden.

Bildnachweise:

Titelbild – © shorena/shutterstock.com

www.pixabay.com

1. Auflage 2018
Herausgeber und Copyright©:
Nesterenko Verlag UG (haftungsbeschränkt)
Quastenhornweg 2a
14089 Berlin

www.ingramcontent.com/pod-product-compliance
Lightning Source LLC
Chambersburg PA
CBHW071436220526
45469CB00004B/1561